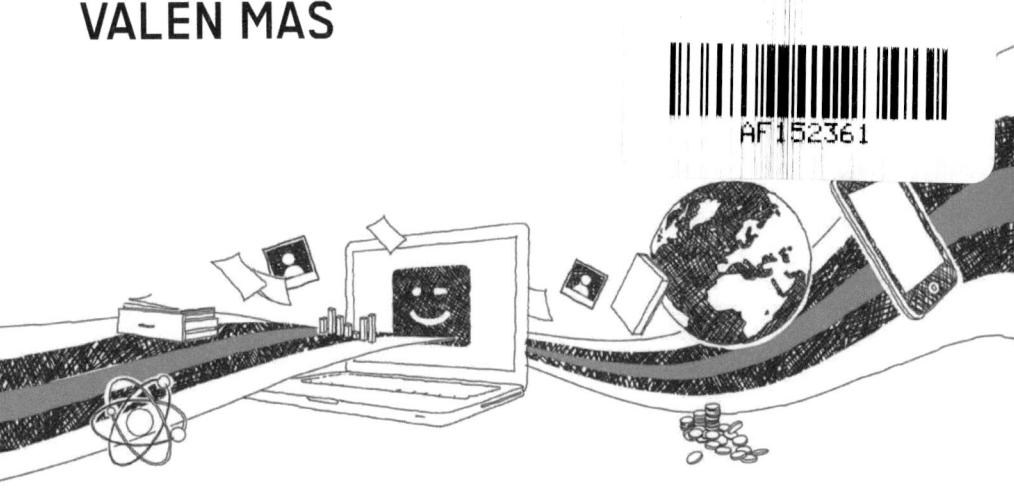
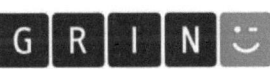

Javier Zamora Carrión

Estilo de vida y Control Metabólico de los pacientes con Diabetes Mellitus tipo 2

GRIN Verlag

Bibliografische Information der Deutschen Nationalbibliothek:

Die Deutsche Bibliothek verzeichnet diese Publikation in der Deutschen National-
bibliografie; detaillierte bibliografische Daten sind im Internet über http://dnb.d-
nb.de/ abrufbar.

Imprint:

Copyright © 2014 GRIN Verlag GmbH
Druck und Bindung: Books on Demand GmbH, Norderstedt Germany
ISBN: 978-3-656-75739-9

This book at GRIN:

http://www.grin.com/es/e-book/281069/estilo-de-vida-y-control-metabolico-de-los-
pacientes-con-diabetes-mellitus

GRIN - Your knowledge has value

Der GRIN Verlag publiziert seit 1998 wissenschaftliche Arbeiten von Studenten, Hochschullehrern und anderen Akademikern als eBook und gedrucktes Buch. Die Verlagswebsite www.grin.com ist die ideale Plattform zur Veröffentlichung von Hausarbeiten, Abschlussarbeiten, wissenschaftlichen Aufsätzen, Dissertationen und Fachbüchern.

Visit us on the internet:

http://www.grin.com/

http://www.facebook.com/grincom

http://www.twitter.com/grin_com

Universidad Nacional Autónoma de Nicaragua

UNAN-León

Facultad De Ciencias Médicas

"Estilo de vida y Control Metabólico de los pacientes con Diabetes Mellitus tipo 2 que acuden al centro de Salud San Gregorio de Diriamba, Carazo en el 2014."

Autor:

Dr: Javier Zamora Carrión.

Dpto. de Salud Pública

Abril, 2014

León, Nicaragua

ÍNDICE

INTRODUCCION

La diabetes es una enfermedad crónica que aparece cuando el páncreas no produce insulina suficiente o cuando el cuerpo no la utiliza eficazmente. El efecto de la diabetes no controlada es la hiperglucemia que con el tiempo daña gravemente muchos órganos y sistemas, especialmente los nervios y los vasos sanguíneos, es relacionada con la dieta inadecuada, la inactividad física, el consumo de tabaco y la pobreza.[1, 2]

Según la OMS la pandemia de la diabetes mellitus tipo 2 (DM 2) es un problema de salud mundial, ya que aproximadamente en el mundo existen más de 347 millones de personas enfermas y es probable que para el 2030 esta cifra se incremente al doble; en 2005 se registraron 1.1 millones de muertes a nivel global.[2,3] En estados unidos en el 2010, 26 millones de personas de todas las edades tenían diabetes y 1.9 millones de casos fueron diagnosticados en personas de 20 años o más.[4] En México la DM2 ocupa el primer lugar entre las principales causas de muerte con 60 mil muertes y 400,000 casos nuevos al año.[5]

En Nicaragua, según la asociación nacional de diabéticos estiman un alrededor de 400,000 personas diagnosticadas con Diabetes y unos 150,000 a 200,000 personas que padecen la enfermedad pero lo ignoran.[6] Lamentablemente no existen cifras oficiales de las autoridades nacionales, pero los datos mencionados anteriormente reflejan la severidad del problema, y por esto se realizan estudios de la enfermedad desde varios aspectos. Aun no se encuentra una cura o un tratamiento efectivo que supere la Prevención de la enfermedad.[7]

Los factores de riesgo que inciden en la distribución y frecuencia de la DM 2 así como sus complicaciones, son bien conocidos, pero para modificar estos factores se necesita más que solo un programa de acción de prevención en las unidades de salud, se necesita empoderamiento de las personas para cambiar el estilo de vida con acciones de promoción en salud a largo y corto plazo. Existen serias limitaciones que impiden la contención efectiva y eficaz, ya que la diabetes al igual que otras enfermedades crónicas es el resultado de estilos de vida no saludables como malos hábitos de alimentación y sedentarismo, es decir a la forma de vida que se basa en patrones de comportamiento identificables, determinados por la interacción entre las características personales individuales, las interacciones sociales y las condiciones de vida socioeconómicas y ambientales.

Estudios realizados en Estados Unidos señalan que las personas con diabetes experimentan un bajo Calidad de Vida, con respecto a individuos saludables, el área más afectada ha sido el rol de funcionamiento físico, asimismo son las mujeres y las personas de edad mayor, que viven solas, sin seguridad social y bajo ingreso económico, quienes describen la más baja Calidad de Vida. En cuanto a variables clínicas, se han reportado como predictores de la Calidad de Vida: el tiempo de padecimiento de la enfermedad, el presentar complicaciones relacionadas con la enfermedad, la inactividad física y el llevar sólo tratamiento farmacológico como parte de su atención médica. En México existen algunas experiencias sobre estudios de Calidad de Vida, algunas se han enfocado a explorar la validez de instrumentos genéricos como el que se utilizara en este estudio.[2-5]

Así como la modificación de los factores de riesgo en la sociedad para evitar la aparición de casos de Diabetes, se tiene que acompañar esto con un control metabólico representado por obtener un adecuado peso para la talla/edad; e igual manera de la regulación de los marcadores bioquímicos generales como la glucemia capilar en ayuno, el perfil lipídico y la hemoglobina glucosilada (HbA1c).[8]

ANTECEDENTES

En el 2012, en Yucatán, México se determinó en 45 diabéticos se encontró un 80% del sexo femenino que tuvieron una relación estadísticamente significativa entre las variables estilo de vida y control metabólico con una r=.337, y un p<0.05 lo cual lo confirma la relación. Sin embargo, es importante remarcar algunos resultados con la finalidad de puntualizar los hallazgos para proponer intervenciones específicas.[9]

En el 2011, en Quetaro, México se considera como estilos de vida a los patrones de conducta elegidos por 150 pacientes con DM 2 encontrando 45% mujeres y 55% hombres, con edad de 53.5 ± 6.6 años, 73 % entre los 50 y 59 años; 8 ± 2.08 años de evolución de la enfermedad; 84 % no perteneció a grupos de apoyo. Los dominios del estilo de vida que requieren atención fueron actividad física (48%), autoestima (58 %), autopercepción (68%), dieta (69%) y apego terapéutico (74%). Concluyeron que no existe adherencia a grupos de apoyo, los programas deben considerar la edad y el nivel socioeconómico, hay falta en mejorar la actividad física, la autoestima, la dieta y el apego terapéutico, así como la independencia-ambiente y el dominio físico.[10]

En el 2011, Huevas en España se analizó la asociación entre el desarrollo del proceso diabetes tipo 2 (DM2) y la calidad de vida relacionada con la salud (CVRS). Este estudio descriptivo transversal utilizando el cuestionario de CVRS SF-36, donde se analizaron 101 pacientes. 52% mujeres con edad media: 66,8 años. Entre las variables se observó actividad física: 53%, tiempo de evolución de la diabetes: 9,6 años e Índice de calidad del proceso (ISCD): 65%.[11] En el año 2009, de igual manera en España en otro estudio descriptivo se observó en 98 pacientes con edad media de 73 ± 9,9 años. El 45% obtenían una puntuación total en el cuestionario < 15. El 64 % catalogo la calidad de vida entre buena y excelente y casi el 70% no sentían limitación física o emocional para sus actividades. Con el grado de control se observó que el 50% presentaba hemoglobina (Hb) A1c < 7%; el 68% colesterol total < 200 mg/dl; el 27% colesterol unido a las lipoproteínas de baja densidad (LDL) < 100 mg/dl; el 69% colesterol unido a las lipoproteínas de alta densidad (HDL) > 40 mg/dl; el 87% triglicéridos < 150 mg/dl; el 51% presión arterial (PA) < 130/80 mmHg y el 91% no fumaban.[12]

En el 2007, en Navarra, España en un estudio transversal utilizando el test SF-36, se evaluó el impacto de la diabetes mellitus tipo 2 en la calidad de vida. Se encontró en 95 que los pacientes diabéticos tienen una tendencia a presentar resultados inferiores a la población general en los siguientes conceptos de salud del SF-36: "Función Física", "Dolor Corporal", "Salud General", "Función Social", "Rol Emocional". Este trabajo evidencia el impacto de determinadas enfermedades en los pacientes no debería ser medido únicamente mediante la cuantificación de parámetros clínicos objetivos (como la morbimortalidad).[13]

En el 2005, en Nuevo León, México se estudió la Influencia de factores demográficos con calidad de vida, encontrando con mucha influencia el alto nivel de escolaridad, se observó una insatisfacción con el tratamiento por parte del sexo masculino con una media de 65, siendo el tiempo de padecer la enfermedad y la presencia de complicaciones no influyentes en la percepción de la Calidad de Vida de los pacientes diabéticos. Se observó que sólo aquellos pacientes con tratamiento de dieta y ejercicio referían una mayor satisfacción que quienes realizaban otro tipo de tratamiento.[14]

JUSTIFICACION

Las Diabetes Mellitus tipo 2 está relacionada con diversos factores de riesgo como el sedentarismo, la inactividad física, la alimentación, el tabaco, las condiciones genéticas, la pobreza, educación entre otros. Por esta relación, para disminuir la aparición de casos hay que enfocarse sobre dichos factores, y así realizar diferentes estrategias de intervención e identificar las más exitosas. Cabe señalar que intervenciones en el estilo de vida a través de dieta, ejercicio y educación para la salud reducen riesgos cardiovasculares en pacientes que viven con DM 2.[15]

Por eso, es importante determinar el estilo de vida de las personas que viven con DM 2 ya que esto le permitirá al profesional de la salud visualizar las áreas del estudio más relevantes que afectan el control metabólico de cada persona y con ello contribuir a mejorar su calidad de vida. Por lo que el objetivo del presente estudio es determinar el estilo de vida y el control metabólico de pacientes con DM 2 pertenecientes al programa de crónicos del centro de salud San Gregorio en el municipio de Diriamba en el periodo de estudio.

Así mismo, el propósito fundamental de esto consiste en proporcionar una evaluación más comprensiva, integral y válida del estado de salud de un individuo o del grupo, con una valoración más precisa de los posibles beneficios y riesgos que pueden derivarse de la atención médica.

PLANTEAMIENTO DEL PROBLEMA

Los factores que afectan o complican la vida de las personas que padecen Diabetes Mellitus tipo 2, deben de ser analizados para realizar un cambio de ellos que eleven la calidad de vida y mejore el control metabólico de la enfermedad. Se pretende analizar el estilo de vida que tienen los pacientes diabéticos que acuden a una unidad de salud de un departamento del país, de igual manera realizar una descripción del control metabólico de ellos. Por tal motivo se plantea lo siguiente:

¿Cuál es el estilo de vida y el control metabólico de los pacientes con diagnóstico de Diabetes Mellitus tipo 2 que acuden al programa de crónicos del centro de Salud San Gregorio en Diriamba, Carazo durante el periodo comprendido de Enero a Abril del año 2014?

OBJETIVOS

General

- Determinar el estilo de Vida y Control Metabólico de los pacientes con diagnóstico de Diabetes tipo 2 que acuden al programa de crónicos del centro de Salud San Gregorio en Diriamba, Carazo durante el periodo comprendido de Enero a Abril del año 2014.

Específicos

- Identificar las características socio-demográficas de los pacientes.

- Clasificar el estilo de vida según el test de IVMED de los pacientes en estudio.

- Determinar el control metabólico clínico y de laboratorio de los pacientes en estudio.

MARCO TEORICO

La diabetes mellitus es una enfermedad crónica que requiere atención médica continua y educación para el autocuidado del paciente y apoyo permanente para evitar complicaciones agudas y reducir el riesgo de complicaciones a largo plazo. Cuidado de la diabetes es complejo y requiere de estrategias de reducción de riesgos multifactoriales más allá del control de la glucemia. Existe una gran cantidad de evidencia que apoya una serie de intervenciones para mejorar los resultados de la diabetes.[1]

La diabetes mellitus (DM) es un conjunto de trastornos metabólicos, que afecta a diferentes órganos y tejidos, dura toda la vida y se caracteriza por un aumento de los niveles de glucosa en la sangre: hiperglucemia.[1]

La American Diabetes Association-ADA clasifica la diabetes mellitus en 4 tipos: la diabetes mellitus tipo 1, en la que existe una destrucción total de las células β, lo que conlleva una deficiencia absoluta de insulina; la diabetes mellitus tipo 2 o no insulinodependiente, generada como consecuencia de un defecto progresivo en la secreción de insulina, así como el antecedente de resistencia periférica a la misma; la diabetes gestacional, la cual es diagnosticada durante el embarazo; y otros tipos de diabetes ocasionados por causas diferentes.[1-4]

Clasificación de la diabetes mellitus.[16]

- Diabetes mellitus tipo 1 (DM1)
- Diabetes mellitus tipo 2 (DM2)
- Otros tipos específicos de diabetes
- Diabetes mellitus gestacional (DMG)

En la DM1 las células β, encargadas de la producción de insulina en el páncreas, se destruyen, lo que conduce a la deficiencia absoluta de insulina. Sus primeras manifestaciones clínicas suelen ocurrir en la infancia o más adelante, en la pubertad, cuando la función se ha perdido significativamente y la terapia con insulina es indispensable para la sobrevida del paciente.[16]

Existe una forma de presentación de lenta progresión que inicialmente puede no requerir insulina y que tiende a manifestarse en etapas tempranas de la vida adulta. A este grupo pertenecen aquellos casos denominados como diabetes autoinmune latente del adulto (LADA).[16]

La etiología de la destrucción de las células β pancreáticas es generalmente de origen autoinmune, pero existen casos de DM1 de origen idiopático, donde la medición de los anticuerpos conocidos da resultados negativos. Recientemente se ha descrito una forma de DM1 que requiere de insulina en forma transitoria y no está mediada por autoinmunidad.[16]

La DM2 se presenta en personas con grados variables de resistencia a la insulina, aunque se requiere que exista una deficiencia en la producción de insulina que puede o no ser determinante. Ambos fenómenos deben estar presentes en algún momento para que se eleve la glicemia.[15, 16]

Fisiopatología: la diabetes se puede subdividir en: [17]

1. DM2 predominantemente INSULINO-RESISTENTE con deficiencia relativa de insulina
2. DM2 predominantemente con un DEFECTO SECRETOR DE INSULINA, con o sin resistencia a la insulina.
3. Otros tipos específicos de DM

Defectos genéticos de la función de la célula β	Defectos del cromosoma 20, HNF-4α, HNF-1α, del cromosoma7, glucoquinasa, del cromosoma 12, del ADN mitocondrial y otros
Defectos genéticos en la acción de la insulina	Resistencia a la insulina tipo A, leprechaunismo, síndrome de Rabson-Mendenhall, diabetes lipoatrófica y otros
Enfemedades del páncreas exocrino	Pancreatitis, trauma pancreático, pancreatectomía, cáncer pancreático, fibrosis quística, hemocromatosis, pancreatopatía fibrocalculosa y otros
Endocrinopatías	Acromegalia, síndrome de Cushing, glucagenoma, feocromocitoma, hipertiroidismo, somatostinoma, aldosteronoma y otros
Inducida por drogas o agentes químicos	Pentamidina, ácido nicotínico, glucocorticoides, hormona tiroidea, agonistas betaadrenérgicos, tiazidas, fenitoína, interferón α y otros
Infecciones	Rubeola congénita, citomegalovirus y otros
Formas poco comunes mediadas inmunológicamente	Anticuerpos contra el receptor de insulina, síndrome del "hombre rígido"
Otros síndromes genéticos asociados.	Síndrome de Down, s. de Klinefelter, s. de Turner, s. de Wolfram, corea de Huntington, distrofia miotónica, porfiria, s de Prader Willi y otros.

El 4to grupo está constituido por la diabetes mellitus gestacional, que consiste en una alteración del metabolismo glucídico, de severidad variable, que se inicia o se reconoce por primera vez durante el embarazo. El término se aplica independientemente de si se requiere o no insulina o de si la alteración persiste después del embarazo y no excluye la posibilidad de que dicha alteración haya estado presente antes de la gestación.[17]

Etapas de la diabetes mellitus.[17, 18]

1. Normoglicemia: cuando los niveles de glicemia son normales, pero los procesos fisiopatológicos que conducen a la DM ya han comenzado e incluso pueden ser reconocidos en algunos casos.
2. Hiperglicemia: cuando los niveles de glicemia superan el límite normal. Esta etapa se subdivide en:
    a. Regulación alterada de la glucosa (incluye la glicemia en ayunas alterada y la intolerancia a la glucosa)
    b. Diabetes Mellitus, dividida a su vez en:

- DM NO insulino-requiriente (NIR)
- DM insulino-requiriente para lograr control metabólico (IRC)
- DM insulino-requiriente para sobrevivir (IRS), antiguamente insulino-dependiente.

Una vez identificada la etapa de la enfermedad, el paciente puede o no progresar a la siguiente o incluso, si es capaz de cambiar su estilo de vida y alimentación y tratado adecuadamente, puede retroceder a la etapa anterior. Por el momento no se dispone de marcadores específicos y sensibles para detectar la DM2 y DMG en la etapa de normoglicemia. La detección de DM1 en esta primera etapa se basa en la combinación de análisis genéticos e inmunológicos que todavía se restringen al nivel de investigación clínica. Las etapas que le siguen se refieren al estado de hiperglicemia que se define con base en los criterios diagnósticos de la DM explicados previamente. La distinción del paciente NIR, IRC e IRS se basa en la apreciación clínica, aunque existen algunos indicadores de falla de la célula β, tal como la falta de respuesta del péptico C a diferentes estímulos.[15-18]

Diagnóstico de la diabetes mellitus (Criterios 2.012)[18,19]: Para el diagnóstico de la DM se pueden utilizar cualquiera de los siguientes criterios:

1. Una <u>Hemoglobina glicosilada (A_1C)</u> $\geq$ 6.5%: La prueba debe ser realizada en un laboratorio bajo los parámetros certificados de estandarización del Programa Nacional de Glicohemoglobina (NGSP por sus siglas en inglés) y del ensayo de control de diabetes y complicaciones (DCCT, por sus siglas en inglés).
2. <u>Glicemia</u> en ayunas (definida como un período sin ingesta calórica de por lo menos 8 horas) medida en plasma venoso que sea igual o mayor a 126 mg/dl (7 mmol/l) o
3. <u>Glicemia</u> medida en plasma venoso que sea igual o mayor a 200 mg/dl (11.1 mmol/l) 2 horas después de una carga de glucosa, durante una <u>prueba de tolerancia oral a la glucosa (PTOG)</u>. La prueba debe ser realizada según las normas de la OMS, utilizando una carga de glucosa equivalente a 75g de glucosa anhidra disuelta en agua, o
4. Una <u>glicemia</u> casual (a cualquier hora del día sin relación con el tiempo transcurrido desde la última ingestión de alimentos o bebidas) medida en plasma venoso que sea igual o mayor a 200 mg/dl (11.1 mmol/l) en un paciente con síntomas de diabetes (descritos por: Poliuria, secreción y emisión extremadamente

13

abundantes de orina, Polidipsia, sed excesiva, Polifagia, hambre voraz o excesiva y Pérdida inexplicable de peso).

5. En ausencia de hiperglicemia inequívoca, el resultado debe ser confirmado repitiendo la prueba.

Para el diagnóstico en el paciente asintomático es esencial tener al menos un resultado adicional de glicemia igual o mayor a las cifras que se describen en los numerales 2 y 3. Si el nuevo resultado no logra confirmar la presencia de DM, se recomienda hacer controles periódicos adicionales hasta que se aclare la situación. Se deben tener en cuenta factores adicionales como la edad, presencia de obesidad, historia familiar y otras enfermedades concurrentes antes de tomar una decisión diagnóstica y terapéutica.

Pre-Diabetes: El término "**Pre-Diabetes**" se ha revivido para catalogar a las personas que no reúnen los criterios para el diagnóstico de diabetes, pero cuyos resultados no son normales en las pruebas diagnósticas. La prediabetes se diagnostica cuando los niveles de glucosa en ayunas están entre 100 y 125 mg/dl.

Estos niveles de glucosa están por encima de lo normal, pero no lo suficientemente altos para definirse como diabetes. Un nivel de glucosa en plasma en ayunas de 126 mg/dl ó mayor significa diabetes. Estas personas tienen un alto riesgo de desarrollar diabetes y también presentan un mayor riesgo de tener un evento cardiovascular, en comparación con aquellos que tienen glicemias normales, especialmente si también tienen otros componentes del síndrome metabólico (SM) (Algunos expertos prefieren el término "disglicemia" o incluso el más descriptivo de "alteración en la regulación de la glucosa".[20]

La condición "prediabética" más reconocida es la intolerancia a la glucosa (ITG) que se diagnostica mediante una PTOG. La prediabetes se diagnostica cuando la glucosa en la sangre se encuentra entre 140 y 199 mg/dl a las 2 horas de la PTOG. Las personas con ITG tienen un riesgo alto de desarrollar diabetes, cuya magnitud depende de las características étnicas y ambientales de la población. Este riesgo puede ser reducido hasta en un 50% con intervenciones dirigidas a cambiar el estilo de vida y hasta en un 62% con medicamentos, por lo cual es de gran importancia la identificación de estos individuos para involucrarlos en programas de prevención primaria de diabetes.[20]

De la misma manera que con las mediciones de glucosa, varios estudios prospectivos que utilizaron la Hemoglobina glicosilada (A_1C) para predecir la progresión a la diabetes, han demostrado una fuerte y continua asociación entre los niveles de A_1C y la diabetes subsecuente. En una revisión sistemática de 44.203 individuos de 16 cohortes con un intervalo de seguimiento promedio de 5,6 años (rango entre 2,8 y 12 años), aquellos con una A_1C entre 5,5 y 6,0% tuvieron un riesgo sustancialmente incrementado de diabetes, con una incidencia en 5 años entre 9-25%. Un rango de A_1C entre 6,0 y 6,5% tuvo un riesgo a 5 años de desarrollar diabetes entre 25 y 50% y un riesgo relativo 20 veces más alto, comparado con un nivel de A_1C de 5,0%.[20]

De manera similar a las mediciones de glucosa, el continuo del riesgo es curvilíneo, incrementándose el riesgo de diabetes desproporcionadamente en la medida que aumenta la A1C. De esta manera, las intervenciones deben ser más intensivas y el seguimiento debe ser particularmente vigilante para aquellos con niveles de A1C > 6,0%, los cuales deben ser considerados a un muy alto riesgo.[19, 20]

En la actualidad también se reconoce la alteración de la glicemia en ayunas (AGA) como otra condición prediabética. Para algunas organizaciones como la ADA, los nuevos criterios para diagnosticar AGA (tabla 2) tienen la sensibilidad y la especificidad suficientes para incluir también a las personas con ITG, por lo que la PTOG se hace innecesaria. Sin embargo, la OMS y la Federación Internacional de Diabetes (FID) recomiendan que a toda persona con AGA se le practique una PTOG, debido a que los pacientes con ITG probablemente se encuentran en una etapa más avanzada de prediabetes, tienen un mayor riesgo cardiovascular y constituyen un grupo en el que se puede prevenir o retardar la aparición de la diabetes con base en la evidencia de ensayos clínicos aleatorizados.[1, 20]

Calidad de vida[21]

El concepto de calidad de vida representa un "término multidimensional de las políticas sociales que significa tener buenas condiciones de vida 'objetivas' y un alto grado de bienestar 'subjetivo', y también incluye la satisfacción colectiva de necesidades a través de políticas sociales en adición a la satisfacción individual de necesidades"

Clasificación del sobrepeso y la obesidad.[22]

Clásicamente se han considerado trastornos corporales tanto el exceso de peso corporal como la distribución anómala de la grasa corporal. La clasificación de acuerdo al exceso de peso corporal:

- En función de la grasa corporal podríamos definir como sujetos obesos a aquellos que presentan porcentajes de grasa corporal por encima de los valores considerados normales, que son del 10 al 20% en los varones y del 20 al 30% en las mujeres adultas.
- El peso corporal se correlaciona directamente con la grasa corporal total, de manera que resulta un parámetro adecuado para cuantificar el grado de obesidad.
- En la práctica clínica es la primera herramienta utilizada para valorar el grado de sobrepeso, utilizando para ello:

a) **Tablas de peso**: tienen en cuenta sexo, talla, raza y constitución física. Se basan en la observación de diferencias notorias del riesgo de mortalidad entre grupos de individuos obesos con respecto a individuos de " peso deseable" para su edad y sexo. Como inconveniente, las tablas fueron confeccionadas para evaluar mortalidad y no morbilidad, y por otro lado no pueden ser extrapoladas de una población a otra.

b) **Índices**: el más comúnmente usado es el índice de masa corporal (IMC). Aunque no es un excelente indicador de adiposidad en individuos musculosos como deportistas y ancianos, es el índice utilizado por la mayoría de estudio epidemiológicos y el recomendado por diversas sociedades médicas y organizaciones de salud internacional para el uso clínico, dada su reproducibilidad, facilidad de utilización y capacidad de reflejar la adiposidad en la mayoría de la población.[23]

IMC= Peso (kg)/ Talla2 (m)

Ventajas: se correlaciona en un 80% con la cuantía de tejido adiposo y de forma directamente proporcional con el riesgo de morbilidad.

• En la clasificación de sobrepeso y obesidad aplicable tanto a hombres como mujeres en edad adulta propuesto por el comité de expertos de la Organización Mundial de la Salud

(OMS), el punto de corte para definir la obesidad es de un valor de IMC = 30 kg/m2, limitando el rango para la normalidad a valores de IMC entre 18,5 – 24,9 kg/m2, y el de sobrepeso a valores de IMC entre 25 – 29,9 kg/m2.

Relación entre Estilo de Vida y Control Metabólico.[24]

La Organización Mundial de la Salud define la calidad de vida como "una percepción individual de uno acerca de su posición en la vida, en el contexto de la cultura y sistema de valores en que vive y en relación con sus metas, sus perspectivas, sus normas y preocupaciones". La calidad de vida centrada en la salud ha permitido desarrollar dos líneas de investigación fundamentales como la evaluación del impacto de los programas de salud y la evaluación de las intervenciones terapéuticas y su relación costo-beneficio, con lo cual se obtienen datos desde una perspectiva amplia al medir dimensiones físicas, psicológicas y sociales.[24]

La calidad de vida recibe la influencia de factores como empleo, vivienda, acceso a servicios públicos, comunicaciones, urbanización, criminalidad, contaminación del ambiente y otros, que conforman el entorno social y que influyen sobre el desarrollo humano de una comunidad.[25]

Existen múltiples instrumentos para evaluar la calidad de vida de ambos tipos; al efectuar una revisión documental se identificaron algunos como la escala Karnofsky Performance Statusy la ECOG, diseñada por el Eastern Cooperative Oncologic Group de Estados Unidos y validada por la Organización Mundial de la Salud para medir la calidad de vida del paciente oncológico, considerando el cambio continuo y rápido de las expectativas de vida, entre otras. A continuación se describe el instrumento genérico diseñado por la Organización Mundial de la Salud, WHOQOL-100, validado y de alta aplicación, que incluye seis áreas o dominios de calidad de vida, cada una profundiza en uno de los siguientes aspectos[25]:

- „ Salud física: energía y fatiga, dolor y malestar, sueño y descanso.
- „ Salud psicológica: imagen corporal y apariencia, sentimientos negativos y sentimientos positivos, autoestima, pensamientos, aprendizaje, memoria y concentración.
- „ Nivel de independencia: movilidad, actividades de la vida diaria, dependencia de sustancias médicas y asistencia médica, capacidad de trabajo.
- „ Relaciones sociales: relaciones personales, soporte social, actividad sexual.
- „ Medio ambiente: recursos financieros, seguridad, ambiente físico (contaminación, clima, etcétera), transporte, re-creación, tiempo libre, participación social.
- „ Espiritualidad/religión/creencias personales.[26]

Es un instrumento validado en varios idiomas, auto administrado y que consta de 100 reactivos.

IVMED: *Instrumento para Medir el Estilo de Vida en Diabéticos,* es un instrumento validado y creado en el Instituto Mexicano del Seguro Social, de tipo auto administrado para pacientes ambulatorios con diabetes mellitus tipo 2, que consta de 25 reactivos, constituido por preguntas cerradas de opción tipo Likert, de donde se obtiene una escala de 0 a 100 puntos. El resultado de la escala sumativa directa de los reactivos con valores 0, 2 y 4, donde 0 es la conducta indeseable, 2 conducta regular y 4 conducta deseable.[27]

El estilo de vida a su vez se divide en cinco dominios:

- Dieta (preguntas de la 1 a la 9, con una puntuación máxima de 36).
- Actividad física (preguntas de la 10 a la 12, con una puntuación máxima de 12).
- Toxicomanías (preguntas de la 13 a la 16, con una puntuación máxima de 16).
- Autoestima (preguntas de la 19 a la 21, con una puntuación máxima de 12).
- Apego al tratamiento (preguntas de la 22 a la 25, con una puntación máxima de 16).

En estos dominios, hasta 50 % de la máxima puntuación fue considerado mal estilo de vida, de 51 a 75 % fue considerado regular estilo de vida, y de 76 a 100 % fue considerado un buen estilo de vida. IMEVID evalúa aspectos de nutrición, actividad física, toxicomanías, orientación e información sobre la enferme-dad y aspectos emocionales.[27]

Pueden distinguirse 2 tipos de evaluación de este concepto de CVRS: las medidas genéricas y las específicas. Estas últimas se diseñan para evaluar características propias de una enfermedad o población particular. Por otro lado, las genéricas tienen como finalidad evaluar el funcionamiento de personas con diversas enfermedades. Se dispone de distintos cuestionarios diseñados para medir aspectos relacionados con la calidad de vida específicamente para pacientes diabéticos.[27]

Entre varios instrumentos de medición de calidad de vida, cabe destacar el cuestionario específico Diabetes Quality of Life (EsDQoL). Entre las genéricas adaptadas transculturalmente y al español destacan el Notthingham Health Profile (NHP) el Sickness Impact Profile (SIP), el cuestionario de salud SF-36 y la versión española del EuroQol (EQ-5D). Las viñetas COOP/WONCA y el Perfil de Calidad de Vida para enfermos crónicos (PRCVEC) son 2 cuestionarios genéricos, adaptados transculturalmente y validados en nuestro idioma que tienen su principal campo de aplicación en la atención primaria. Las láminas COOP/WONCA aportan como ventaja la sencillez para su utilización en la práctica clínica diaria. La combinación de ambos tipos de medidas nos aproximaría sin duda a una evaluación ideal de la calidad de vida.[28]

DISEÑO METODOLOGICO

Tipo de estudio: descriptivo de corte transversal. Estudio que valora el estilo de vida de loa pacientes diabéticos a través de un instrumento validado en algunas unidades de atención de salud de país de México, así mismo realiza una descripción del control metabólico del paciente.

Área de estudio: es el área del programa de crónicos del Centro de Salud San Gregorio ubicado en el municipio de Diriamba, Carazo en la zona urbana. Este centro queda a 8 Km de la zona urbana de Diriamba y atiende a 8 comunidades con una población aproximada de 5,758 personas; el programa de crónicos cuenta con 254 pacientes con Diabetes Mellitus tipo 2.

Universo: fueron 254 pacientes que se encuentran en la lista del programa de crónicos del centro de salud San Gregorio de Diriamba.

Muestra: La muestra fue tomada en forma aleatoria; el tamaño de la muestra fue determinado usando la fórmula $n = Z^2 pqN / [(N-1)e^2 + Z2pq]$, donde Z es el nivel de confianza del 95% (1,96), p=proporción de diabéticos con un bajo calidad de vida y un mal control metabólico esperado del 8%(0.08), la población total (N) de 254 pacientes con diagnóstico de Diabetes Mellitus tipo 2 que pertenecen al programa de crónicos de la unidad de salud, q = (1 -p), y un error del 5%(0.05); la muestra (n) estimada fue de 79 pacientes.

El total de pacientes con DM 2 fue de 80 pacientes. El tipo de muestreo fue por un muestro aleatorio simple. Se consideraran excepciones.

Criterios de inclusión:

- Pacientes afectos de Diabetes Mellitus tipo 2

Criterios de exclusión:

- Pacientes afectados de deterioro cognitivo (valorado por Escala de Pfeiffer-excluido > o igual que 2-Ver anexos)
- Esperanza de vida limitada
- Enfermedad Invalidante o con Cáncer avanzado.
- Pacientes que manifestaran su negativa a participar.

Fuente de información: los datos fueron recolectados a través de una entrevista, al llenar un instrumento de recolección de datos para determinar la calidad de vida de los pacientes, el cual ya fue estudiado y convalidado en otras regiones similares a la zona de este estudio. El instrumento fue diseñado exprofeso, se recolecta los datos relacionados con las variables sociodemográficas, mediciones antropométricas y de control metabólico. El Instrumento para Medir el Estilo de Vida en pacientes con Diabetes Mellitus tipo 2 (IMEVID) fue elaborado en 2003 por López - Carmona, Ariza - Andraca, Rodríguez - Moctezuma, y Munguía - Miranda; el IMEVID con una validez lógica y de contenido de un coeficiente de correlación intra-clase de 0.91 (IC 95% 0.84-0.96) compuesto por un cuestionario de 25 reactivos cerrados con 3 opciones de respuestas (con puntuaciones 0, 2 ó 4) que se agrupan en siete dominios que evalúan el estilo de vida de los pacientes con diabetes mellitus tipo 2: nutrición, actividad física, consumo de tabaco, consumo de alcohol, información sobre diabetes, emociones y adherencia terapéutica y se califica puntuando del 0 al 100. Mayores calificaciones del IMEVID son indicativas de un mejor estilo de vida.

A todos los pacientes en estudio se les solicito analítica con bioquímica general indicada en el seguimiento del paciente diabético y se tomó las pertinentes medidas antropométricas para cumplir con los objetivos. Para la medición de peso y talla se utilizó una báscula calibrada con estadímetro, para las mediciones de la circunferencia de cintura y cadera se utilizó una cinta métrica y se tomó muestras enviando al laboratorio (perfil lipídico y glicemia) del centro de salud central, para medir el control metabólico. Se utilizó la Hemoglobina glucosilada en todos los pacientes, pero se explicó sin ser un requisito exigente la importancia y la posibilidad de hacerlo, no fue indispensable en este estudio, pero fue cumplido por los participantes.

Se explicó y se obtuvo la autorización para realizar el estudio, algunos fueron atendidos en el centro de salud, a otros se realizó una visita a sus casas para invitarlos y solicitarles la participación. Se les dio a conocer el objetivo del estudio, se les aclaró el carácter voluntario de su participación, el manejo confidencial de la información y el riesgo mínimo de realizar una punción para la cuantificación de glucosa, triglicérido y colesterol; también se les informó los resultados de los exámenes de laboratorio y de las medidas antropométricas.

Plan de análisis: se realizó una base de datos en el programa Excel inicialmente, y ser traslapado al programa estadístico EpInfo versión 7 (*English*), se estimó la frecuencia de los datos, medidas de tendencia central y pruebas estadísticas, para su posterior análisis y representar los resultados en gráficos (barras y pastel) o tablas de frecuencias.

Aspectos éticos: Se pidió el consentimiento informado a todos los pacientes, se respetó la confidencialidad y los fines académicos. Se explicó el propósito del estudio, y se explicó acerca de algún problema detectado en la recolección del examen físico. Se revisaron los criterios de Helsinky por alguna argumentación ética.

OPERACIONALION DE VARIABLES		
Variable	**Concepto operacional**	**Escala**
Edad	Número de años calculados desde el nacimiento y el periodo de estudio.	< 40 años 40-50 51-60 61-70 71-80 >80 años
Sexo	Características anatómicas y fisiológicas del individuo.	Masculino Femenino
Escolaridad	El nivel del proceso multidireccional medido en años mediante el cual se transmiten conocimientos, valores, costumbres y formas de actuar.	Analfabeto Primaria Secundaria Universitaria
IMC	El índice de masa corporal (IMC) es una medida de asociación entre el peso en Kg y la talla en metros de un individuo, elevándose esta última al cuadrado.	Bajo Peso (<18.5) Normal (18.6-24.9) Sobrepeso (25-29.9) Obesidad (>30) Obesidad Mórbida (>40)
CC circunferencia	Cantidad de centímetros al dar una vuelta completa a la cintura del cuerpo humano.	Mujeres < 88 cm Hombres < 102 cm

de cintura		
Colesterol	El colesterol es un esterol (lípido) que se encuentra en los tejidos corporales y en el plasma sanguíneo de los humanos.	Bueno <200 mg Regular 200-239 mg Malo >240 mg
Triglicéridos	Son acilgliceroles, son formados por una molécula de glicerol, que tiene esterificados sus tres grupos hidroxílicos por tres ácidos grasos, ya sean saturados o insaturados. Forman parte de las grasas, sobre todo de origen animal.	Bueno <150 mg Regular 150-200 mg Malo >200 mg
HDL	Las lipoproteínas de alta densidad (HDL) son un tipo de lipoproteínas que transportan el colesterol desde los tejidos del cuerpo al hígado.	Protector: > a 60 mg/dl Riesgo: < de 35mg/dl
LDL	Las **Lipoproteínas de baja densidad (LDL)** son lipoproteínas que transportan colesterol, son generadas por el hígado gracias a la enzima HTGL, que hidroliza los triglicéridos de las moléculas de VLDL convirtiéndolas en LDL. La función es la de transportar colesterol desde el hígado hacia otros tejidos, como los encargados de la síntesis de esteroides, linfocitos, el riñón y los propios hepatocitos	Optimo:< de 100 mg/dL Cerca al optimo: 100 a 129 mg/dL Alto: 160 a 189 mg/dL Riesgo: > 190 mg/dL
VLDL	Las **lipoproteínas de muy baja densidad** también conocidas como **VLDL** (*very low density lipoprotein*) son lipoproteínas precursoras compuestas por triacilglicéridos y ésteresde colesterol principalmente, son sintetizadas en el hígado y a nivel de los capilares de los tejidos extra hepáticos (tejido adiposo, mama, cerebro, glándulas suprarrenales) son atacadas por una enzima *lipoproteina lipasa* la cual libera a los triacilgliceroles, convirtiéndolos en ácidos grasos libres.	Normal está entre 2 y 30 mg/dL. Alto: > 30 mg
Glicemia en ayunas	Cantidad en mg de glucosa en la sangre venoso que se encuentra en la primera hora posterior al despertar. Cantidad de glucosa posterior a 8 horas de ayuno total.	<100 mg 100-110 110-180 mg >180 mg
Presión arterial	Es la fuerza o presión que tiene la sangre en todas las partes del cuerpo. Es el resultado de la presión medida en milímetros de mercurio que ejerce la sangre contra las paredes de las arterias.	110/ 70 mmHg 120/80 mm Hg >140/90 mmHg
Hemoglobina Glucosilada	Examen que muestra el nivel promedio de glucosa en la sangre durante tres meses. Este examen muestra qué tan bien está controlando usted la diabetes.	HbA1c < 7 es normal HbA1c > 7 es anormal
Estilo de vida	Forma de vida, que son expresiones que se designan, de una manera genérica, al estilo, forma o manera en que se entiende la vida; no tanto en el sentido de una particular concepción del mundo.	Mal—0 a 50 puntos Regular —51 a 75 puntos Bueno—76 a 100

RESULTADOS

La edad mínima de los pacientes diabéticos que acuden a esta unidad fue de 41 años y la máxima de 71 años, con una media de 59 años. Según por el grupo etario de 40 a 50 años se observaron a 8 pacientes, de 51 a 60 años a 46 pacientes y de 61 a 71 años a 26 pacientes. (Tabla No 1) El sexo femenino fueron el 50% y el masculino de igual manera de 50%. (Tabla No 2)

El 38% de los pacientes tiene una escolaridad superior, técnica o universitaria con un nivel profesional mayor, el 36% tienen una escolaridad de educación secundaria, el 24% estudiaron hasta primaria y un 2 % de analfabetismo. (Gráfico No 1)

El Índice de Masa Corporal en promedio fue de 28.5; se encontraron un 4% en desnutrición, un estado normal de 16%, un 40% en sobrepeso, y una obesidad del 35%, con un de 5% de Obesidad Mórbida. (Gráfico No 2) Según los datos encontrados con respecto a la cintura abdominal en el sexo femenino un 42% se observó menor de 88cc, y un 8% de los pacientes se observó la medida de la cintura mayor de 88 cm. En el sexo masculino el 44% de los pacientes el perímetro abdominal fue menor de 102 cm, y un 6% de estos fue mayor de ese valor.

Con respecto a la Glicemia en ayunas, se encontró una media de 129 mg/dl. Se observó un 14% se encontró una glicemia menor de 100 mg/dl, un 14% un valor del 100 al 110 mg/dl y el 48% presento datos de glicemia entre 110 y 180 mg/dl, con un 4% mayor de 180 mg/dl. Este examen se realizó en una ocasión, el momento en que fue realizado en el primer contacto con el paciente.

Según el perfil lipídico, el colesterol se observó en los pacientes como un 60% valores de menor de 200 mg/dl, en un 16% se observó valores de 200 a 240 mg, siendo al sumarse estos valores un total de 76% de colesterol bajo o cantidades normales; pero si se observó en un 24% hubo valores mayores de 240 mg.

El promedio de 240 mg de colesterol, limite en la normalidad y los valores altos. Así mismo con los Triglicéridos se observaron en un 16% un valor bueno, en un 34% con valores regulares de 150 a 200 mg; y un valor inadecuado y dañino para la salud del 50% con unos Triglicéridos mayor del 50%.

El HDL es un indicador protector para la salud cuando es mayor de 60 mg/dl, y es de riesgo cuando es de menor de 35 mg/dL, lo que se observó en los pacientes fue del 10% y del 90% respectivamente.

En los valores obtenido del LDL, se observó en el nivel óptimo (< 100mg) en un 42% de los pacientes, en el estado del cerca al óptimo (100 a 159 mg/dl) un 43%; un nivel alto de valores (160 a 189 mg/dl) del 1%, y un riesgo alto a los pacientes con valores mayores de 190 mg/dl observados en un 4% de los pacientes. Al evaluar el VLDL normal entre el 2 y 30 mg/dl se observó el 79% y un mayor 30 mg/dl se observa en un 21% de pacientes. (Tabla No 3)

La hemoglobina glucosilada es un parámetro para evaluar el control metabólico del paciente diabético, es un prueba de alto costo, fue observado en estos pacientes estudiados encontrando en un valor normal o igual del 7 encontrando al 60% en la normalidad y a un 40% observando con inadecuado control medido por esta prueba.

Con respecto a la Presión Arterial en un 75% esta se encuentra en parámetros normales, encontrándose en un 25% en valores altos, la cual determinar un grado de riesgo de enfermedades cardiovasculares o enfermedades crónicas, el valor de riesgo encontrado fue de 140/90 y 160/90.

El resultado obtenido al haberle realizado el instrumento de medida del estilo de vida de los pacientes IVMED, se encuentra que el 45% tiene una mal estilo de vida, un 46% un estilo de vida de tipo regular, y un 9% un buen estilo de vida. Para este estudio el estilo de vida se clasificó en inadecuado estilo de vida —0 a 74 puntos—y buen estilo de vida —75 a 100 puntos.

DISCUSION DE RESULTADOS

El control metabólico es un parámetro que refleja el cuidado y el pronóstico del paciente ante la Diabetes mellitus, de igual manera refleja la adecuada eficacia y funcionamiento del tratamiento ante la enfermedad. El tener estos valores en intervalos normales da un pronóstico adecuado para evitar las complicaciones agudas y crónicas de la Diabetes Mellitus. De 254 pacientes atendidos en la unidad de salud, se observaron a 80 pacientes con la enfermedad. Se aplicó el Instrumento para Medir el Estilo de Vida en pacientes con Diabetes Mellitus tipo 2 (IMEVID).

El grupo etario más frecuente fue de 51 a 61 años, lo cual la edad común para padecer la diabetes y sufrir las complicaciones por problemas en el control del metabolismo en estos pacientes. Esto concuerda con estudios similares donde se menciona que el 83% de los pacientes que padecen la DM 2 son mayores de 50 años, con una media de 62.7 años.[31] El tener un mal control metabólico, acelera el proceso fisiopatológico de la enfermedad apareciendo las complicaciones, y cambiando el ritmo de la patología, además de aumentar el gasto económico para la familia del paciente.

La prevalencia de diabetes con respecto al sexo fue con una relación 50:50 en este estudio, aparentemente no hay diferencia entre los sexos para determinar el control metabólico. Esto no concuerda con otros estudios donde el sexo femenino tiene una mayor prevalencia del 61%. Comparando estos resultados con otro estudios donde el nivel educativo de las personas con diabetes mellitus por lo general ha sido de bajo nivel, resaltando el analfabetismo con un 13% y un 66 % con estudios máximos de primaria o secundaria [10]; se encontró en este estudio que es similar la cantidad de entre los niveles educativos a excepción el analfabetismo que se representa con una minina expresión del 2 %.

Será esto un dato de referencia para próximos estudios, ya que al tener un paciente con un mejor nivel educativo se espera tener un mejor estilo de vida del paciente, aunque en este estudio se observa que aunque los pacientes tengan un buen nivel educativo y buen estilo de vida, estos tienen valores anormales en el control metabólico de la diabetes. Esto demuestra que existen factores influyentes sobre el control de su enfermedad, que no son meramente del estilo o comportamiento de la persona.

Se observa que existe de igual manera, que personas con bajo nivel económico tienen mejor control de la enfermedad, lo que demuestra que no se necesita tener grandes ingresos económicos para controlar su enfermedad.

El 60% de los pacientes tuvieron una glicemia en ayunas mayor del valor normal, lo que concuerda con estudios que mencionan control de ayunas hasta en un 71%. [31-33]

Los pacientes estudiados en su mayoría se encontró con valores normales de Presión arterial, lo que no coincide con investigaciones que encuentran que el 19.7% tenían diabetes tipo 2 como única patología y el 69.4% eran además hipertensos.[31] Otros investigadores han encontrado que aproximadamente el 70% de los pacientes tienen hipertensión arterial asociada a diabetes, y que la hipertensión y terapia antihipertensiva son factores de riesgo en diabetes mellitus tipo 2.[32]

Al valorar los valores del perfil lipídico, los pacientes con un estilo de vida alto se observa un valor mínimo de los Triglicéridos y VLDL de manera negativa para sus vidas, así como un aumento exagerado del HDL, lo cual también es favorable para los pacientes no solo diabéticos sino en pacientes de cualquier enfermedad crónica. Se demuestra nuevamente que al bajar el nivel del estilo de vida, el perfil lípido se modifica inversamente proporcional. De igual manera para complementar el perfil, observamos que el 90% de resultados con respecto al colesterol demuestra que el nivel disminuye cuando mejor es la calidad de vida. La poca frecuencia de casos de dislipidemia asociada a diabetes tipo 2 difiere de los datos reportados por Girone, en los que se encuentra fuerte asociación entre estas dos variables.[33].

Al valorar la hemoglobina glucosada, los que mejor control de Hemoglobina glucosulada HgAc son los que poseen valores de estilo de vida de tipo regular según IMEVD, donde se encontró que un 60% con un valor normal, que no es a lo reportado por Girone, que encontró que el 62% de los pacientes no alcanzó, según el nivel de HBA1C, un adecuado control metabólico perteneciendo al mismo estilo de vida regular; esto puede reflejar las grandes dificultades que enfrentan los pacientes al seguir un esquema de tratamiento eficaz. [33] En otro estudios de Hemoglobina Glicosilada (HBA1C) fue de 7 mgs, con una desviación estándar de ± 1.58 mgs.[31]

De acuerdo con la antropometría, el promedio del IMC fue de: 27.4, con una desviación estándar de: ± 4.7. Según este indicador, el 51.6 % de los diabéticos tenía sobrepeso (IMC entre 25 y 29.5) y el 24.2% obesidad (IMC> 30).[31] Esta información coincide con los datos epidemiológicos a nivel mundial, en los cuales se ha demostrado la estrecha relación entre diabetes mellitus y obesidad.[33] Los pacientes con sobrepeso y obesidad presentaron un riesgo 1,7 veces mayor de mal control metabólico al ser comparados con los pacientes que tenían un IMC normal. Al margen de estos resultados, en la literatura se considera el sobrepeso y la obesidad como parámetros independientes de mal control metabólico.

Samaniego y et al, han señalado lo significativo que es el eficaz control de la DMT2 los datos sociodemográficos o perfil del paciente; así debe contemplarse el indicador objetivo de la enfermedad (HbA1c o glucemia en ayuno), así como la realización de actividad física, la alimentación, formas adecuadas de uso de medicamentos, de no poner atención en todo lo anterior pueden llegar a ser factores determinantes en la aparición de complicaciones.[29] Es importante retomar intervenciones educativas dirigidas a promover estilos de vida saludables con estrecho control de resultados; tomando en cuenta que estas intervenciones van dirigidas a personas adultas mayores con padecimientos crónicos, por tanto el nivel educativo es primordial; el uso del leguaje debe ser sencillo y amigable ya que muchos de ellos sólo cuentan con estudios básicos.

Este trabajo aumenta la evidencia de que la diabetes mellitus tipo 2 se relaciona con una peor percepción del estilo de vida relacionada con la salud, solo un 9% de la población estudiada refleja tener un buen estilo de vida. La atención al paciente diabético debe ser integral, organizada e individualizada de acuerdo a las necesidades del paciente, brindando una intervención educativa de alta calidad que permita dar las habilidades y destrezas según las necesidades, actitudes y creencias del paciente a través de un equipo multidisciplinario.

CONCLUSIONES

- El mayor número de pacientes diabéticos que acuden al programa de crónicos oscilan entre 51 a 60 años, el sexo es en la misma cantidad, y la escolaridad de tipo secundaria en su mayoría.

- Al haber realizado el instrumento de medida del estilo de vida en los pacientes diabéticos del centro de Salud se encontró que el 45% tiene un mal estilo de vida similar a un 46% de calidad de vida regular.

- El IMC en promedio fue de 28.5, el 44% en ambos sexos, y se encuentran en parámetros normales lo respecto a la cintura abdominal. La Glicemia en ayunas se encontró una media de 129 mg/dl, el colesterol se encontró normal en un 76%, los Triglicéridos con una normalidad en un 50%; el HDL, LDL y VLDL un 90% aproximadamente en valores normales y la hemoglobina glucosilada fue normal en un 60% de pacientes.

RECOMENDACIONES

A la unidad de salud/programa de crónicos

- Promover la educación para la salud en pacientes diabéticos que acuden al programa de crónicos de esa institución realizando actividades educacionales, de prevención y promoción en salud en conjunto con la comunidad para disminuir los riesgos o complicaciones de la Diabetes en pacientes que acuden al programa, especialmente para disminuir el índice de masa corporal

- Fomentar la realización e importancia de exámenes de laboratorio convenientes para obtener un control metabólico a los pacientes diabéticos que acuden al programa.

A los pacientes

- Medir el perfil lípido periódicamente para influir en el cambio de comportamiento de la elección de alimentos o dieta a ingerir, así como la promoción del ejercicio mayor de 30 minutos en el horario de los pacientes.

- Promover como jefes de casas o familias el cambio de estilos de vida y promoción a comportamientos que mejoren la vida de los personas.

A estudiantes

- Realizar estudios de investigando tomando en cuenta la calidad de vida de los pacientes diabéticos, factores que influyen en ella, y hacer propuestas para su modificación.

BIBLIOGRAFIA

1.-American Diabetes Association-ADA. Medical Management of Type 2 Diabetes. Alexandria, VA, American Diabetes Association, 2013.

2.-Mena M, Escudero JC, Simal F, Bellido C, Carretero J. Diabetes mellitus tipo 2 y calidad de vida relacionada con la salud: resultados del Estudio Hortega, España; 2006, vol. 23, n°8, pp. 357-360

3.-Organización Mundial de la Salud-OMS. Temas de Salud. Diabetes Mellitus. Ginebra, Suiza. 2014. Consultado el 23 de Febrero/2013 en: http://www.who.int/topics/diabetes_mellitus/es/

4.-Centro para el control y la prevención de las enfermedades. CDC. Investigación y estadística de Diabetes. 1600 Clifton Rd. GA 30333. Atlanta, Estados Unidos. 2014

5.- Secretaria de Salud de México. Subsecretaría de Prevención y Promoción de la Salud. Diabetes Mellitus. Programa Específico 2007-2012. C.P. 06600, México, D.F. 2014

6.-Asociacion Nicaragüense de Diabetología-ANIDIAB. Documentos y Estadísticas. Nicaragua. 2012. Consultado el 23 de Febrero/2013 en: http://www.anidiab.com/es/

7.-Ministerio de Salud- MINSA. Estadísticas Nacionales de salud. Managua, Nicaragua. 2014. Consultado el 23 de Febrero/2013 en: http://minsa.gob.ni/

8.- Corona Meléndez JC, Marrugo M, Gómez Torres YA. Relación entre estilo de vida y control glicémico en pacientes con DM2. Ministerio Salud. México. 2008; 1-7.

9.- Gómez Aguilar PIS, Ávila Sansores GM, Celis JA. Estilo de Vida y Control Metabólico en personas con Diabetes Tipo 2, Yucatán, México. Rev Enferm Inst Mex Seguro Soc. 2012; 20(3):123-129

10.-Romero RS, Veja V, Zepeda R. Calidad de vida de pacientes con diabetes mellitus tipo Coordinación Delegacional de Salud Pública, Instituto Mexicano del Seguro Social, Querétaro, México. Facultad de Enfermería. Rev Med Inst Mex Seguro Soc 2011; 49 (2): 125-136

11.- Valle L, González E, Martín E, Real Isidoro J, Sánchez M, Silveira C. Evaluación de resultados de Salud del proceso diabetes tipo 2. Clínica de Amayonte. Huelva, España. 2011

12.-Gómez-Navarro R, Albiñana-Tarragó J, Belenguer A, Navarro-Julián M. Calidad de vida y grado de control en diabéticos tipo 2 atendidos en atención primaria. Equipo de Atención Primaria. Centro de Salud Teruel Rural. Teruel. España. Rev Calidad Asistencial. 2009; 24 (1):51-9

13.- Hervás, A. Zabaleta, G. De Miguel, O. Beldarrain, J. Díez. Calidad de vida relacionada con la salud en pacientes con diabetes mellitus tipo 2 A. An. Sist. Sanit. Navarra, España. 2007, Vol. 30, N° 1.

14.- Cárdenas V, Pedraza C, Cuevas L. Calidad De Vida Del Paciente Con Diabetes Mellitus Tipo 2. Ciencia UANL / Vol. VIII, No. 3. León, Nicaragua. Julio- Septiembre. 2005

15.-Jacobs van der Bruggen MA, Van Baal PH, Hoogenveen RT, Feenstra TL, Briggs AH, Lawson K, Feskens EJ, Baan CA. Cost-effectiveness of lifestyle modification in diabetic patients. Diabetes Care.2009; 32(8):1453-8.

16.-Lawrence Tierney JR, Macphee Stephen, Maxine Papadakis. Diagnóstico y tratamiento clínico. 44 Ed. Manual moderno. Mexico D.F 2006

17.-Kasper H, Braunwald L, Jamerson F. Principios de Medicina Interna. Harrison. 16va Ed. McGraw Hill. España. 2006

18.-American Diabetes Association. ADA. Diabetes Mellitus Typo 2. 1701 North Beauregard Street Alexandria, VA 22311

19.-Restrepo J. Endocrinología clínica. Manual Moderno. Bogotá, Colombia. 2005

20.- Smith V, et al. Temas de Medicina interna. 4ta Ed. Editorial Ciencias Médicas. La Habana, Cuba. 2005

21.-Ríos Castillo JL, Sánchez Sosa JJ, Santiago J, Guerrero S. Calidad de vida en pacientes con Diabetes Mellitus tipo 2. Facultad de Enfermería, Universidad Autónoma de San Luis Potosí Rev Med IMSS 2004; 42 (2): 109-116

22.-Bray G, Bouchard C, James WPT. Definitions and proponed current classifications of obesity. Handbook of obesity. New York. Marcel Dekker 1998, p 31-40

23. Jordi Salas S, Rubio M, Monserrat B, Basilio Moreno. Consenso SEEDO 2007 para la evaluación del sobrepeso y la obesidad y el establecimiento de criterios de intervención terapéutica. Med Clin (Barc) 2007; 128 (5): 184-196

24.-World Health Organization. Questionnaire for Quality of Life WHOQOL-100; Geneva, Switzerland: WHO; 1995

25.-Velarde-Jurado E, Ávila-Figueroa C. Consideraciones metodológicas para evaluar la calidad de vida. Salud Pública México. 2002; 44(5):448-463.

26.- Romero-Baquedano I, Jordán-Jinez ML. Apoyo de enfermería en el control de glucemia en pacientes con diabetes mellitus tipo 2. Desarrollo Cientif Enferm 2005; 13 (4):114-119)

27.-López-Carmona JM, Araiza-Andraca CR, Rodríguez-Moctezuma JR, Munguía-Miranda C. Construcción y validación inicial de un instrumento para medir el estilo de vida en paciente con diabetes mellitus tipo 2. Salud Pública México. 2003; 45(4):259-268.

28.-Gómez R, Albiñana J, Belenguer-A, Navarro J. Equipo de Atención Primaria. Centro de Salud Teruel Rural. Teruel. España. Rev Calidad Asistencial. 2009; 24(1):51-9

29.-Samaniego-Garay R A, Álvarez-Bermúdez J. Control de la enfermedad en pacientes con diabetes mellitus tipo 2: una muestra regiomontana. Psicol Salud 2006; 16(1): 63-70.

30.- Velarde-Jurado E, Ávila-Figueroa C. Consideraciones metodológicas para evaluar la calidad de vida. Salud Publica Mex 2002; 44(5):448-463

31.- Ariza E, et al. Factores asociados a control metabólico en pacientes diabéticos tipo 2. Salud Uninorte, Universidad del Norte, Colombia. núm. 21, julio-diciembre, 2005, pp. 28-40,

32.- Gress TW. Hypertension and antihypertensive therapy as risk factors for type 2 Diabetes

Mellitus. N Engl J Med 2000; 342: 905-912

33.- Girone MG, Monitorización clínica del paciente diabético. Actualización en medicina interna. ACMI 2005: 14-19.

ANEXOS

Anexo No 1

Tabla no 1. Grupo etáreo y el estilo de vida de los pacientes diabéticos que acuden al programa de crónicos del c/s de Diriamba, Carazo del año 2014.

GRUPO ETARIO	Calidad de vida (% según IVMED)		
	Buena	Regular	Mala
41 A 50	1	6	1
51 A 60	6	28	41
61 A 70	1	13	9
TOTAL	8	47	51

Tabla no 2. Grupo etareo y el estilo de vida de los pacientes diabéticos que acuden al programa de crónicos del c/s de Diriamba, Carazo del año 2014.

SEXO	Calidad de vida %		
	Buena	Regular	Mala
FEMENINO	21	25	04
MASCULINO	30	16	04
TOTAL	51	41	08

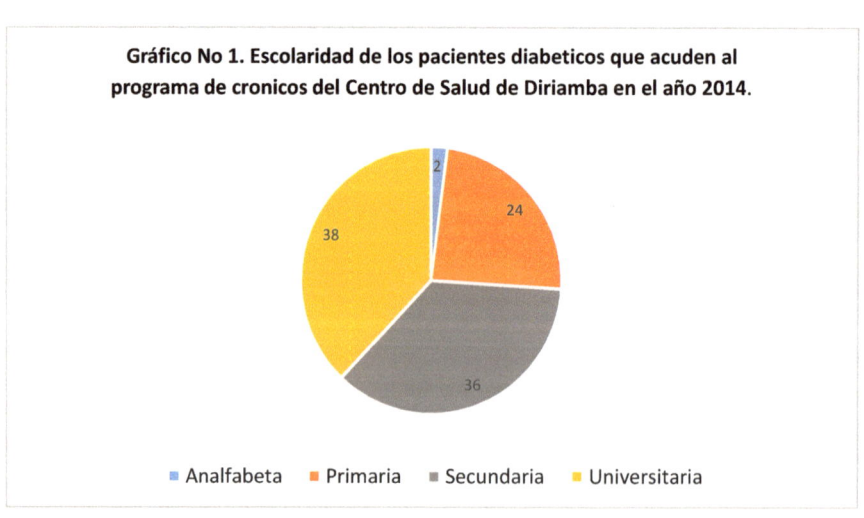

Gráfico No 1. Escolaridad de los pacientes diabeticos que acuden al programa de cronicos del Centro de Salud de Diriamba en el año 2014.

■ Analfabeta ■ Primaria ■ Secundaria ■ Universitaria

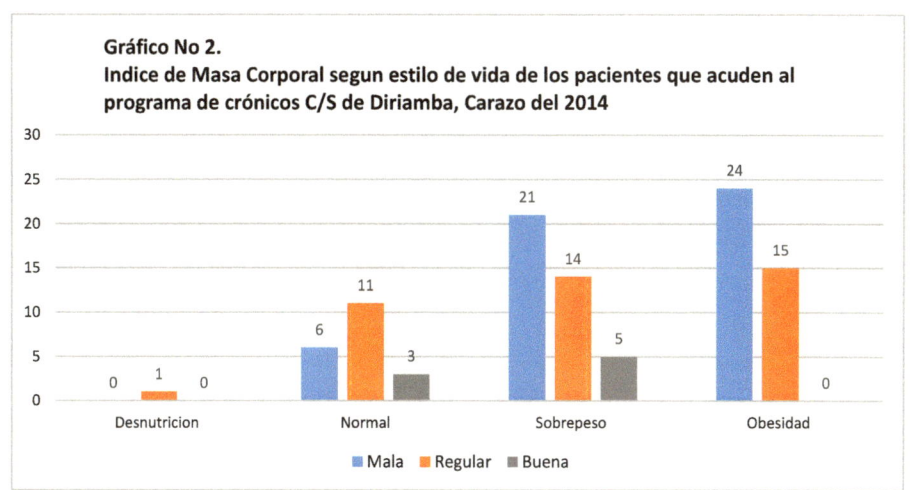

Gráfico No 2.
Indice de Masa Corporal segun estilo de vida de los pacientes que acuden al programa de crónicos C/S de Diriamba, Carazo del 2014

Tabla no 3. Resultados del perfil lipídico en pacientes diabéticos que acuden al programa de crónicos del c/s de Diriamba, Carazo en el año 2014.

ESTADO DEL EXAMEN	Perfil Lipídico %				
	Colesterol	Triglicéridos	HDL	LDL	VLDL
NORMAL	76	50	90	95	79
AUMENTADO	34	50	10	5	21

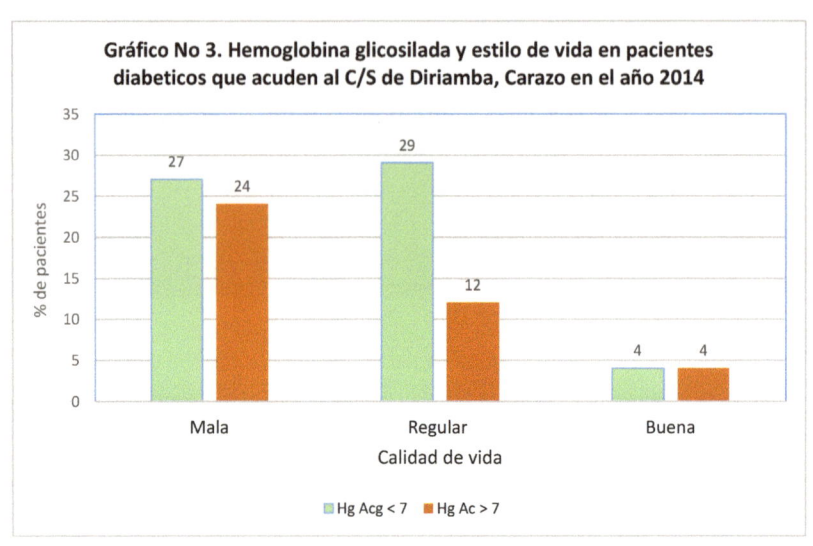

Gráfico No 3. Hemoglobina glicosilada y estilo de vida en pacientes diabeticos que acuden al C/S de Diriamba, Carazo en el año 2014

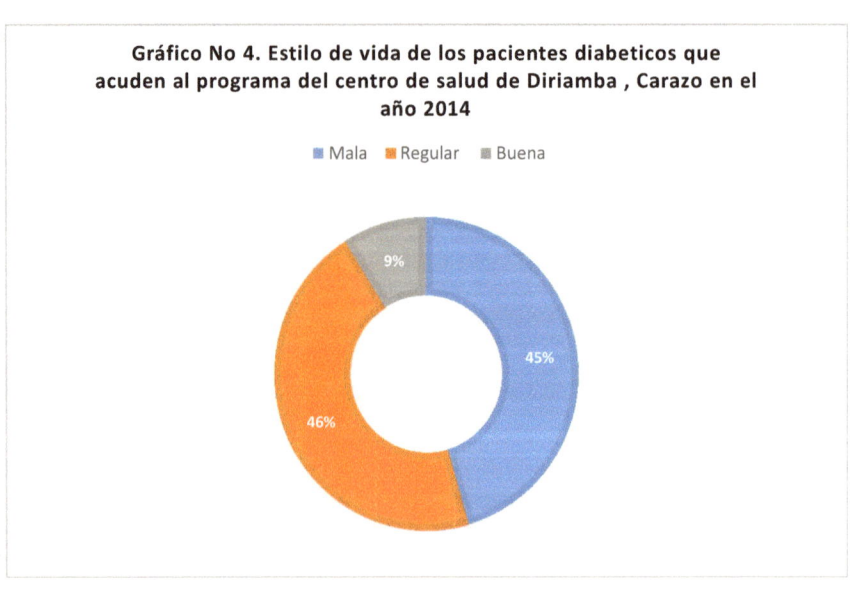

Gráfico No 4. Estilo de vida de los pacientes diabeticos que acuden al programa del centro de salud de Diriamba , Carazo en el año 2014

Anexo No 2

Ficha No_____

Tema: Estilo de vida y Control Metabólico de los pacientes con diagnóstico de Diabetes tipo 2 que acuden al programa de crónicos del centro de Salud San Gregorio en Diriamba, Carazo en el año 2013.

IVMED

"Instrumento para Medir el Estilo lo Vida en pacientes que padecen diabetes".

Instructivo: Este es un cuestionario diseñado para conocer el estilo de vida de personas con diabetes tipo 2. Le agradecemos que lea cuidadosamente las siguientes preguntas y conteste lo que usted considere que refleja mejor su estilo de vida en los últimos tres meses.

Elija una sola opción marcando con una equis (X) en el cuadro que contenga la respuesta deseada.

Le suplicamos responder todas las preguntas.

Fecha: _____ Nombre: _____

Sexo: F M   Edad: _____ años. Ocupación: _____ Escolaridad: _____

Pregunta	4	2	0
1. ¿Con qué frecuencia come verduras?	Todos los días	Algunos días	Casi nunca de la semana
2. ¿Con qué frecuencia come frutas?	Todos los días	Algunos días	Casi nunca de la semana
3. ¿Cuántas piezas de pan como al día?	0 a 1	2	3 o mas
4. ¿Cuántas tortillas come al día?	0 a 3	2 a 4	7 o mas
5. ¿Agrega azúcar a sus alimentos o bebidas?	Casi nunca	Algunas veces	Frecuentemente
6. ¿Agrega sal a los alimentos cuando los está comiendo?	Casi nunca	Algunas veces	Casi siempre
7. ¿Come alimentos entre comidas?	Casi nunca	Algunas veces	Frecuentemente
8. ¿Come alimentos fuera de casa?	Casi nunca	Algunas veces	Frecuentemente
9. ¿Cuándo termina de comer la cantidad servida inicialmente, pide que le sirvan más?	Casi nunca	Algunas veces	Casi siempre
10. ¿Con qué frecuencia hace al menos 15 minutos de ejercicio? (Caminar rápido, correr o algún otro)	3 o más por semana	1 a 2 veces por semana	Casi nunca
11. ¿Se mantiene ocupado fuera de sus actividades habituales de trabajo?	Casi siempre	Algunas veces	Casi nunca
12. ¿Qué hace con mayor frecuencia en su tiempo libre?	Salir de casa	Trabajos en casa	Ver televisión
13. ¿Fuma?	No fumo	Algunas veces	Fumo a diario
Pregunta	4	2	0
14. ¿Cuántos cigarrillos fuma al día?	Ninguno	1 a 5	6 o mas

15. ¿Bebe alcohol?	Nunca	Rara vez	1 vez o más por semana
16. ¿Cuántas bebidas alcohólicas toma en cada ocasión?	Ninguna	1 a 2	3 o mas
17. ¿A cuántas pláticas para personas con diabetes ha asistido?	4 o mas	1 o 3	Ninguna
18. ¿Trata de tener información sobre la diabetes?	Casi siempre	Algunas veces	Casi nunca
19. ¿Se enoja con facilidad?	Casi nunca	Algunas veces	Casi siempre
20. ¿Se siente triste?	Casi nunca	Algunas veces	Casi siempre
21. ¿Tiene pensamientos pesimistas sobre el futuro?	Casi nunca	Algunas veces	Casi siempre
22. ¿Hace su máximo esfuerzo para tener controlada su diabetes?	Casi siempre	Algunas veces	Casi nunca
23. ¿Sigue dieta para diabético?	Casi siempre	Algunas veces	Casi nunca
24. ¿Olvida tomar sus medicamentos para diabetes o aplicarse insulina?	Casi nunca	Algunas veces	Frecuentemente
25. ¿Sigue las instrucciones médicas que se le indican para su cuidado?	Casi siempre	Algunas veces	Casi nunca

Total: _____Gracias por sus respuestas.

Perfil del control metabólico

PA: _____

Peso: _____kgs

Talla: _____cms

Cintura_____cms

Glicemia en ayunas: _____

Perfil lipídico:

Triglicéridos: _____

Colesterol: _____   HDL: _____   LDL: _____ VLDL: _____

Hemoglobina Glucosada: _____

Anexo No 3

Cuestionario de Pfeiffer

Realice las preguntas 1 al 11 de la siguiente lista y señale con una X las respuestas incorrectas.

1. ¿Qué día es hoy? (Mes, día, año)
2. ¿Qué día de la semana es hoy?
3. ¿Cómo se llama este sitio?
4. ¿En qué mes estamos?
5. ¿Cuál es el número de teléfono o dirección de la casa?
6. ¿Cuántos años tienes usted?
7. ¿Cuándo nació usted?
8. ¿Quién es el actual presidente del país?
9. ¿Quién fue el presidente antes que el actual?
10. Dígame ¿cuál es el primer apellido de su madre?
11. Empiece en 20 vaya restando de 3 en 3 sucesivamente.

Valoración: 1 punto por error. Una puntuación igual o superior a 3 indica deterioro cognitivo. Se debe evaluar criterios de demencia.

Criterios de demencia

- 0-2: normal
- 3-4: leve deterioro
- 5-7moderado deterioro cognitivo, patológico
- 8-10: importante deterioro cognitivo.
- Si el nivel educativo es bajo de estudios elementales se admite un error más para cada categoría; Si el nivel educativo es alto (universitario) se admite un nivel menos.

Anexo No 4

CONSENTIMIENTO INFORMADO

Yo _____estoy de acuerdo a participar en la investigación titulada: "Calidad de Vida y Control Metabólico de los pacientes con diagnóstico de Diabetes tipo 2 que acuden al programa de crónicos del centro de Salud San Gregorio en Diriamba, Carazo durante el periodo comprendido de Enero a Abril del año 2014".

Se me ha explicado que:

- En la actualidad la Diabetes Mellitus es una enfermedad crónica que necesita de un control metabólico adecuado, y que este control está relacionado con un Peso adecuado con exámenes de laboratorio en rango normal.
- La Diabetes Mellitus está relacionado con el tipo calidad de vida que tiene el paciente, y que al vivir bien, el control de la diabetes tiene que ser óptimo.
- Este estudio no pone en riesgo mi salud, ni mi calidad de vida.

Esta investigación servirá para la unidad de salud de Diriamba para tener un mejor control de sus pacientes con Diabetes Mellitus 2, así comprendo que este estudio será de tipo confidencial y de uso académico.

Mi participación es voluntaria, por lo cual que firmo este consentimiento informado junto al investigador que me brindo previamente la información.

A los _____ días del mes de _____del año_____.

Firma del paciente: _____

Nombre del investigador: _____